DE LA

FIÈVRE COLI-BACILLAIRE

au point de vue du traitement de la fièvre typhoïde

PAR LA SÉROTHÉRAPIE SECONDAIRE

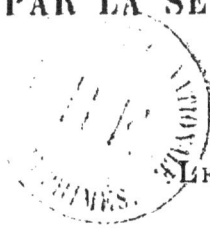

PAR

LE Dᵣ DELAHOUSSE

Médecin principal de l'armée

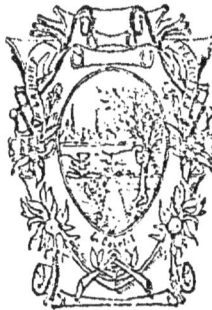

LIMOGES

Vᵉ H. DUCOURTIEUX, IMPRIMEUR - LIBRAIRE

7, RUE DES ARÈNES, 7

1896

DE LA FIÈVRE COLI-BACILLAIRE

au point de vue du traitement de la fièvre typhoïde

PAR LA SÉROTHÉRAPHIE SECONDAIRE

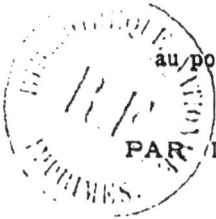

DE LA

FIÈVRE COLI-BACILLAIRE

au point de vue du traitement de la fièvre typhoïde

PAR LA SÉROTHÉRAPIE SECONDAIRE

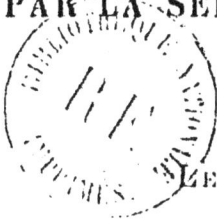

PAR

LE Dʳ DELAHOUSSE

Médecin principal de l'armée

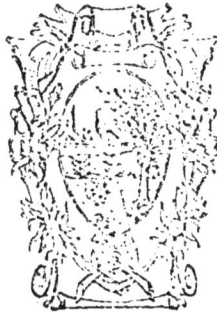

LIMOGES

Vᵉ H. DUCOURTIEUX, IMPRIMEUR-LIBRAIRE

7, RUE DES ARÈNES, 7

1896

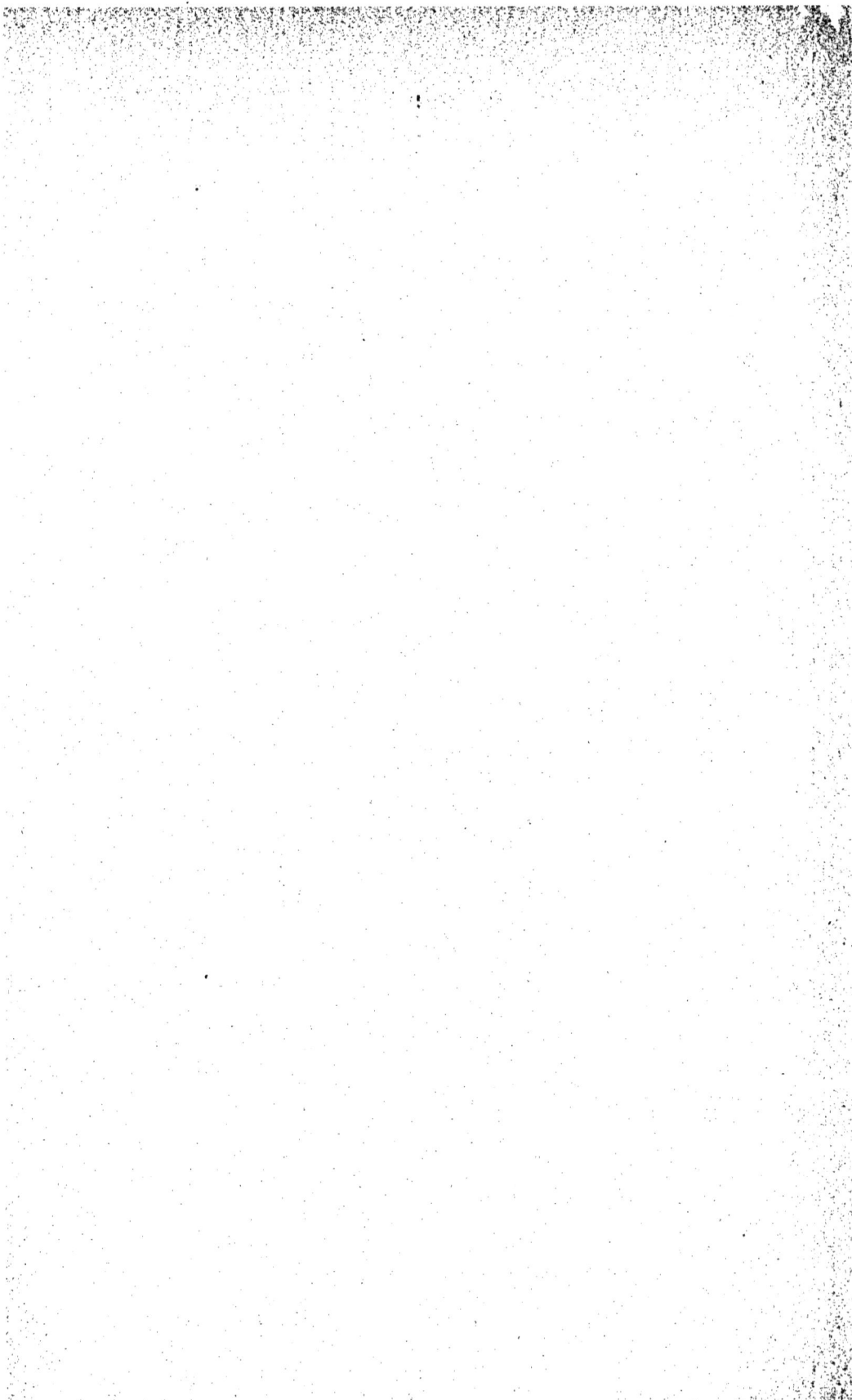

DE LA FIÈVRE COLI-BACILLAIRE

au point de vue du traitement de la fièvre typhoïde

PAR LA SÉROTHÉRAPIE SECONDAIRE

Fièvre typhoïde, embarras gastrique fébrile, sont deux termes qu'on trouve constamment accolés dans toute épidémie de dothinentérie un peu importante.

La genèse de ces deux affections semble donc présenter une étiologie identique presque nécessaire, et leur corrélation, en effet, est telle que tantôt on considère l'embarras gastrique comme une période prémonitoire, tantôt comme une sorte d'avortement de la fièvre typhoïde.

J'estime au contraire que l'embarras gastrique fébrile, en dehors de la valeur symptomatique accessoire, peut constituer une entité morbide nettement définie et se rattachant aux idées actuelles de genèse micro-bienne, excluant la maladie ainsi isolée, des troubles digestifs qui sont l'une des caractéristiques habituelles des graves perturbations à type fébrile et dont l'origine n'est que le résultat passager ou persistant de l'évolution morbide spéciale.

Je crois, en un mot, que de même que l'on connaît une fièvre typhoïde essentielle, que je désignerais volontiers sous le vocable de la fièvr Eberthienne, il existe une affection similaire, jusqu'ici déterminée par sa seule symptomatologie, alors que l'on peut lui reconnaître une entité par-faite en la dénommant fièvre coli-bacillaire.

Avec cette différence capitale qu'ici l'action nocive n'est plus due à l'évolution intra vasculaire, d'un germe spécifique et pathogène, mais à l'action d'un bacille dont l'inocuité habituelle, par sa présence normale dans l'intestin, disparaît sous certaines influences perturbatrices.

Modifications déjà notées dans les expériences de laboratoire, où les toxines, aussi bien que diverses propriétés varient suivant les milieux de culture et les agents physiques qui interviennent expérimentalement, pour aboutir en définitive à une action commune à tous les microbes rendus au sol primitif, au rôle de simples nitrificateurs.

Les tendances de l'école de Lyon à considérer le coli-bacille comme la forme ancestrale ou état élémentaire du bacille d'Eberth, donnent, à la thèse contraire que je soutiens, une raison d'être se trouvant en opposition absolue avec une telle évolution.

J'estime encore que les considérations physiologiques et pathologiques, aussi bien que les expériences *in-vitro* et les conditions étiologiques que je présenterai sous de multiples aspects, permettent d'asseoir sérieusement ce point de doctrine spécial, ou tout au moins d'en démontrer la valeur documentaire.

D'un autre côté et ce sera la conclusion la plus importante de ce travail, l'étude clinique vient corroborer les recherches expérimentales dont les travaux de Romali, de Sanarelli, sur la fièvre typhoïde expérimentale, ont un si puissant intérêt pour l'élucidation de tant de points obscurs encore dans la genèse et l'évolution typhoïde, études qui font en même temps ressortir le grand rôle du *bacille-coli*, et démontrent la difficulté de bien séparer les résultats que comportent leur action réciproque.

L'étude clinique fait encore ressortir, comme la série expérimentale, la grande solidarité qui unit les fièvres *Eberthiennes* et *coli-bacillaire* ; cette dernière étant aussi bien une sorte de vaccination pour l'avenir, envers la première que la vaccination des cobayes par le bacille coli est pour eux une immunité contre l'inoculation dans la péritoine du bacille typhique et *vice versa*.

Il est intéressant de constater par la clinique une analogie de mode de préservation, car la fièvre typhoïde, à son tour, n'est presque jamais suivie d'embarras gastrique fébrile ou fièvre *coli bacillaire*.

Toutes considérations qui nous conduiront à conclure à un mode de traitement nouveau, logiquement en rapport avec les idées de symbiose microbienne, si bien démontrées par le rôle que joue le *streptocoque* dans diverses maladies. Ainsi compris l'embarras gastrique fébrile, reprend une place à côté de la fièvre typhoïde, sans ambiguïté ; et l'on s'explique que si ces affections évoluent parallèlement, elles ne doivent pas être confondues, ni considérées comme des phases diverses d'une même maladie, mais bien comme naissant sous des influences identiques, la fièvre *coli-bacillaire* pouvant, en outre, être une cause prédisposante d'évolution typhoïdique.

Les raisons qui me portent à considérer l'embarras gastrique fébrile comme une maladie nettement indépendante sont, d'une part, l'étude journalière, depuis bien longtemps, d'explosions partielles ou généralisées de la fièvre typhoïde, sous tous les climats et dans toutes les conditions de la vie sociale.

Pour ne citer qu'un exemple qui fera bien comprendre ma pensée ; dans une épidémie récente que j'ai eu l'occasion d'étudier plus spécialement, par suite des sources diverses de la maladie, origine hydrique démontrée d'une part, origine banale d'un autre côté, bien que le nombre des cas ait été presque identique en ces deux circonstances, avec la réserve d'une gravité exceptionnelle, pour les seuls malades du premier groupe ; j'ai retrouvé d'une manière frappante le parallélisme d'évolution entre la fièvre typhoïde et l'embarras gastrique fébrile.

La similitude des symptômes de début était telle toutefois, que l'on peut dire que la durée toujours minime, dans l'un des cas avec guérison constante, semble être la vraie pierre de touche pour un diagnostic définitif.

C'est ce vague primitif qui a fait caractériser à l'origine l'embarras gastrique fébrile, par l'épithète de typhus abortious, de synoque imputride, voire de typhoïdette.

Dans une une formule très expressive, l'affection, dit Jaccoud, tourne court du septième au quatorzième jour, après avoir évolué comme une affection typhoïde, telle une varioloïde envers une variole.

Murchison va plus loin, il estime que les lésions intestinales au lieu d'aller jusqu'à l'ulcération, se sont brusquement résolues.

La pratique, les faits que j'ai pu observer depuis une trentaine d'années et plus, en ces derniers temps où j'ai, pour ainsi dire, constamment vécu en contact avec des épidémies de fièvre typhoïde, m'ont donné la persuasion qu'une véritable fièvre typhoïde n'a jamais une durée moindre de quatre ou six semaines, terme ultime où commence une convalescence toujours longue.

C'est à mon avis une caractéristique de diagnostic final absolue.

J'ai tout spécialement suivi, en Tunisie, des cas particuliers, dits typhus-ambulatorius, en très grand nombre à une certaine époque de fortes chaleurs ; la durée de l'hospitalisation, alors, ne dépassait guère trois à quatre jours ; l'autopsie m'a toujours démontré un intestin profondément ulcéré.

J'ai vu mourir de diarrhée interminable des hommes qui, à l'autopsie, nous montraient des plaques, jadis ulcérées, mais qui n'avaient pu arriver à une cicatrisation complète, alors que ces malades n'avaient eu aucune hospitalisation du fait d'une fièvre typhoïde reconnue.

Tout cela n'a aucun rapport avec l'embarras gastrique fébrile pur, et les dénominations sont erronées et mauvaises, en ce sens que la similitude morbide n'est absolument que dans quelques symptômes extérieurs.

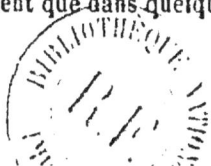

Les causés d'évolution de la fièvre typhoïde et de l'embarras gastrique fébrile ou fièvre coli-bacillaire sont incontestablement les mêmes, et si nous nous en tenons à l'empoisonnement hydrique plus tangible en général, c'est à la nature des eaux qu'il faut demander la solution du problème.

Dans les innombrables analyses que j'ai rassemblées depuis une dizaine d'années, la présence du bacille d'Eberth ne fut constatée qu'une seule fois et les eaux ne donnèrent pas lieu à une épidémie de fièvre typhoïde; en revanche, dans toutes les épidémies d'intensité variable, les bacilles putrides furent constants, en quantité variable; le coli bacille fréquent.

J'estime pour ma part, comme Kelsch, que la fièvre typhoïde tient avant tout aux germes ubiquitaires et que les milieux variables, de même que l'absorption de certains poisons qui modifient l'organisme, telles les eaux contaminées suffisent pour faire éclore ces germes, autrement stériles.

Je crois encore, partant du même principe, que la présence des germes putrides, bacilles fluorescents, termo, sont des adjuvants suffisants pour donner au bacille-coli venant de l'extérieur des propriétés plus funestes, association constante du reste, quand le coli-bacille est reconnu dans les eaux.

Maintenant le coli-bacille normal se trouve-t-il influencé par l'introduction des germes de la putréfaction isolés, par les gaz dépressifs, comme le sont les émanations fétides des latrines, des égouts, des matières organiques ou végétales en putréfaction, comme le sont spécialement les fumiers, les détritus des rues? éprouve-t-il une modification au contact des toxines différentes d'un bacille analogue étranger plus virulent. La question est difficile à trancher, mais il est infiniment probable que la présence de ces éléments nouveaux vient modifier la nature banale du coli-bacille normal, ainsi que certains procédés de culture influent d'une façon puissante sur les propriétés de tous les microbes, comme la présence du microbe d'Eberth modifie, dans la fièvre typhoïde expérimentale, le nombre et les propriétés du coli-bacille.

Ce qui est certain, c'est que l'empoisonnement qui constitue la fièvre coli-bacillaire ressortit aux toxines élaborées dans l'intestin, soit que leur nature ait changée, soit au contraire que l'action sur l'organisme des toxines propres aux microbes de la putréfaction aient réagi sur les glandes destructives des toxines habituelles, en en paralysant plus ou moins le rôle physiologique.

Les causes qui déterminent la fièvre coli-bacillaire sont donc bien d'origine microbienne, au même point de vue que pour la fièvre typhoïde, avec cette différence essentielle que l'élément nocif nouveau n'est point un germe pathogène d'origine, comme le bacille d'Eberth, mais la transformation d'un bacille saprophyte, que des cultures naturelles extérieures indéterminées ont modifié, ou encore qu'un milieu spécial, occasionné par la présence de ces hôtes nouveaux, vient altérer sur place, en même temps que l'action de collaboration de germes différents apporte sa part d'activité, si obscure en son mode primordial.

Je crois devoir faire remarquer que l'idée d'une fièvre spéciale due à l'action coli-bacillaire ne doit en rien être assimilée à la doctrine de l'École de Lyon, qui ne voit dans le bacille d'Eberth que la transformation du coli-bacille.

Dans ce dernier cas, on admet la pathogénité comme une conséquence de la transformation même du coli-bacille, sous des influences de milieux analogues aux modifications que l'on peut faire subir par le chauffage et le vieillissement.

Je ne parlerai pas ici de cette théorie, je me bornerai à faire observer que rien ne prouve cette origine ancestrale du bacille de la fièvre typhoïde, et qu'au contraire, tout jusqu'ici tend à démontrer que dans les émigrations du coli-bacille il reste constamment identique à lui-même.

Kelsch — discutant le point des métamorphoses, cite le cas de la flacherie du ver à soie, occasionnée par un élément microbien ordinairement saprophyte, qui, sous des influences spéciales, devient pathogène, soit, mais il reste tel quel; il ne se modifie pas morphologiquement et, en outre, nocible aujourd'hui, il ne le sera plus demain, si le milieu malsain pour l'animal vient lui-même à se modifier, alors que la Pébrine, au contraire, conserve toujours sa même virulence.

Il est donc infiniment probable, que de même que dans la flacherie où le microbe saprophite du mûrier devient tout à coup nocible, le coli-bacille évoluant dans un sens analogue détermine l'affection dite embarras gastrique fébrile, sous l'influence des conditions ambiantes que nous avons examinées.

Existe-t-il des bases permettant de rattacher expérimentalement la fièvre coli-bacillaire à l'action des toxines qui, d'habitude, passent dans l'économie sans y porter aucun trouble ?

Oui, les connaissances que l'expérimentation a mises au grand jour ne laissent aucun doute à cet égard.

Sans entrer dans les détails, assez connus de tous aujourd'hui pour passer outre, encore pouvons-nous résumer en quelques mots l'action isolée du coli-bacille cultivé *in vitro*.

Les fonctions chimiques dans les milieux de culture sont fort nettes :

transformation de la caséine et des peptones aux dépens desquelles il forme de l'ammoniaque, point d'origine des gaz odorants de l'intestin ; il produit de l'indol, fait fermenter les sucres glucoses, lactoses, donnant naissance à de l'acide lactique dextrogyre.

Sa multiplication donne lieu à la production de toxines dont les effets biologiques sont fort bien déterminés.

Introduites dans le sang, les toxines déterminent une série d'accidents résumés par un affaiblissement musculaire variable des tremblements fibrillaires, de l'anesthésie cutanée, de la somnolence allant jusqu'au coma ; puis de l'hyperextabilité générale pouvant aller jusqu'aux secousses convulsives, la tétanisation générale, la mort.

L'introduction intra-veineuse du bacille lui-même détermine des symptômes en sens inverse, d'abord somnolence, diarrhée, puis paralysie. Les premiers symptômes correspondent évidemment à une intoxication passagère, les seconds à un empoisonnement profond, durable.

La remarquable étude de Péré à cet égard ne laisse aucun doute sur l'individualité absolue du bacille-coli.

En résumé le coli-bacille, hôte constant de notre économie, puisqu'il envahit l'intestin du nouveau-né quelques heures après sa naissance, joue deux rôles : élaboration de certaines substances qui, sans lui, pourraient passer inertes, productions de poisons qui doivent absolument être éliminées, aussi bien que l'est l'urée, sous peine d'accidents graves.

Si l'on réfléchit que dans l'iléon chaque milligramme de chyme ne contient pas moins de cent mille bactéries et que la même quantité de fèces en contient de 70 à 80,000, ce qui en porte l'évacuation journalière à douze ou quinze milliards ; de tels phénomènes ne peuvent être troublés, sans que l'économie ne s'en ressente. Doit-on considérer le coli-bacille comme un parasite, toujours menaçant, inutile au moins à l'économie qui le supporte ?

Je ne le crois pas, sa présence constante dans de telles proportions est indubitablement liée à des opérations digestives infimes, dont le sens nous échappe actuellement, mais qui finiront bien par être éclairées.

Ce court exposé des propriétés du coli-bacille nous montre une singulière ressemblance entre les phénomènes qui caractérisent l'embarras gastrique fébrile et l'introduction des toxines dans le sang.

Les symptômes de l'embarras gastrique, alors qu'il laisse indécis, sur un diagnostic certain d'avec la fièvre typhoïde, sont trop connus pour que je les rappelle, comme dans l'infection toxique bacillaire ; ce sont des phénomènes brutaux, chaleur, délire, somnolence, plus ou moins bruyants, troubles intestinaux variables qui, après quelques jours, souvent après le troisième, virent brusquement et dénotent bien l'action passagère d'un poison, et non la présence d'un être pathogène dont l'évolution est toujours lente et plus ou moins accentuée, suivant le nombre et la puissance des toxines élaborées.

Normalement les toxines coli-bacillaires sont neutralisées par les glandes viscérales ; on peut à la rigueur établir le poids glandulaire correspondant à la quantité de toxines à détruire. mais il faut bien reconnaitre que dans cette équation on fait un peu trop bon marché de l'activité vitale de l'organe.

C'est ainsi que l'on est en droit de se demander si l'infection coli-bacillaire tient à une diminution d'activité des glandes neutralisatrices, ou à une augmentation, ou une virulence plus grande des toxines, provenant de la présence de nouveaux hôtes, les bacilles de la putréfaction en première ligne.

Si l'on se reporte aux causes qui déterminent habituellement l'embarras gastrique grave et qui peuvent être d'ordre absolument différent, telles par exemple que le surmenage et l'infection hydrique, il est permis de supposer que le cercle, quelque peu vicieux, dans lequel se meut l'hypothèse peut-être cependant éclairé assez bien.

Dans le premier cas, les leucines épuisent plus ou moins les forces des glandes antitoxiques et partiellement elles n'offrent plus un poids vif suffisant pour la neutralisation des toxines coli-bacillaires ; dans le second, l'introduction des bactéries putrides peut avoir une action double, influence de contact et d'association, sur le coli-bacille d'abord, apport trop considérable de toxines ensuite dans le courant sanguin.

En résumé, augment réel ou relatif du poison coli bacillaire et par suite sa persistance dans le sang, tels sont les points indiscutables qui sont bien mis en évidence et démontrent clairement la nature de la fièvre coli-bacillaire.

L'action propre à la toxine coli-bacillaire n'est pas toujours identique à elle-même, au sein de l'organisme, ou plus exactement dans son habitacle habituel ; on la voit dans certaines conditions d'existence, sous des influences un peu banales, déterminer le choléra nostras, la diarrhée verte enfantine (Gilbert et Girode) voir la dysenterie même (Marfan et Lion).

Le coli-bacille se retrouve intact associé au streptocoque dans des abcès pharyngés (Widal).

Expérimentalement introduit par voie stomacale, il n'a d'action grave chez les cobayes et les lapins qu'à la condition de provenir de selles d'individus affectés de choléra nostras, ou de l'intestin d'animaux atteints

de fièvre typhoïde expérimentale et l'on peut considérer l'action irritante
du coli-bacille comme exactement fonction du poison qu'il élabore, car
l'inoculation de bouillons de culture filtrés, produit de la diarrhée et de
l'hypothermie, et il agira ainsi dans l'économie quand il pourra franchir
la barrière épithéliale de l'intestin altéré par un processus mordide an-
térieur ; d'où confusion possible dans les diagnostics ultérieurs, où sa
présence ne sera pourtant qu'une simple complication.

On ne doit donc pas s'étonner de le voir compliquer la fièvre ; alors que
les plaques de Peyer ulcérées lui laissent l'entrée en scène plus ou moins
libre et que sa virulence et surtout sa multiplication doivent agir comme
dans la maladie d'origine expérimentale.

C'est ainsi que dans l'appendicite entre autres pénétrant dans les vais-
seaux, il pourra produire de la pyléphlébite, de l'endocardite, de l'hépatite
suppurée et par extension des abcès généralisés. Wurtz en liant les in-
testins produit ces émigrations, et la sphère biliaire et urinaire est facilement envahie.

Le rôle du coli-bacille est donc bien connu dans les diverses modalités
pathologiques où sa présence est constatée ; il importe de bien se rendre
compte de son modus vivendi à l'état physiologique et dans le milieu où
il évolue pacifiquement.

Une autre question se pose plus ardue et plus intéressante : la fièvre
coli-bacillaire est-elle toujours le premier mode nécessaire de la fièvre
typhoïde, et le bacille d'Eberth ne peut-il évoluer sans ce trouble primitif?

Nous savons, d'après les expériences de Nocard, Wurtz, Mudelo, que
les intoxications diverses, aussi bien que le froid et l'asphyxie, déterminent chez les animaux une diffusion microbienne, plus ou moins analogue à l'exode post mortem, il est encore aujourd'hui reconnu que pro-
fitant de la congestion intestinale, d'origine variée, les microbes des
cavités peuvent pénétrer facilement dans la veine porte. On est donc en
droit d'admettre que sous le coup de la dépression produite par l'intoxication coli-bacillaire, le bacille d'Eberth pénètre en germe dans le
sang veineux, où il trouve le milieu d'évolution qui lui convient et choisit
alors son terrain propice pour proliférer, s'il a pu résister à l'action phagocytique.

Dans toute fièvre typhoïde confirmée, le bacille d'Eberth peut toujours
être retiré de la rate, sa présence est très rare dans les fèces, peut-être
par suite de l'énorme pullulation du coli-bacille qui élimine tous les
autres bacilles, et encore plus dans les urines, il faut la rupture du filtre
sanguin pour l'y rencontrer ; le bacille coli au contraire reste fixé dans
l'intestin ; c'est par accident qu'il s'en échappe, demeurant encore iden-

tique à lui-même. Malgré cet exode il me semble que ces faits ont suffisants pour démontrer que l'idée ancestrale du bacille d'Eberth émise par par l'école de Lyon n'a guère de raison d'être et que les phénomènes propres à chaque espèce restent bien séparés, sauf les modifications de milieux.

D'autre part, il est bien certain que l'évolution typhoïde est à peu près constamment fatale, si l'on soumet des individus à l'action d'eaux mauvaises qui, elles-mêmes agissent sur le coli-bacille. Il semble donc logique de supposer qu'il y a au début de toute fièvre typhoïde, une évolution parallèle, qui rentre dans l'étude si difficile de la collaboration microbienne.

Les cas les plus difficiles à expliquer sont certainement ceux dans lesquels, sous une même influence nocive, l'empoisonnemt se limite à la fièvre coli-bacillaire, alors que d'autres d'emblée montrent les phases propres à l'infection Eberthienne.

On doit admettre que l'immunité variable tient surtout à une puissance phagocytique propre aux individualités, de même qu'on peut supposer que chez les individus les mieux constitués qui sont fréquemment atteints, l'action nocive hydrique ou autre a plus d'influence sur eux que sur les organismes malingres, par suite d'hygiène mauvaise, qui a produit une sorte d'accoutumance à l'air vicié, aux eaux médiocres des grandes villes.

Il faut encore tenir compte évidemment de la lutte occulte qui passe inaperçue, au début, chez les personnes très robustes, et qui, lorsque le globule blanc est vaincu, se trouvent brutalement envahies par des quantités plus fortes de microbes, avec une résistance normale épuisée.

La force de résistance explique pourquoi le surmenage qui l'annihile momentanément a de funestes résultats, dans l'armée principalement, où il coïncide avec un changement complet dans les habitudes et le mode de vie.

Les conclusions que comporte cette étude sont de deux ordres au point de vue absolu :

1° Existence plausible de deux affections différentes, sous des formes plus ou moins analogues, parfois momentanément identiques, fièvre typhoïde, fièvre coli-bacillaire, pouvant en outre évoluer parallèlement, mais dans les cas bien typiques, séparées rapidement par la marche progressive des symptômes ;

2° La présence constante d'un élément pathogène dans la fièvre typhoïde, l'absence complète d'élément figuré nouveau dans la fièvre coli-bacillaire, sa caractéristique étant dans l'apparition de simples troubles fonctionnels dus à une accumulation accidentelle ou a un état spécial momentané des toxines normales;

3º Sa communauté de causes originelles, dont l'action est rarement l'apport d'un germe pathogénique propre, mais généralement l'introduction dans l'économie de germes infectieux, précurseurs et collaborateurs puissants pour l'évolution finale ; puis l'action indéniable de l'affaiblissement de la vitalité sous la dépression morale aussi bien que purement physique.

En ce qui concerne l'ordre spéculatif, on peut encore considérer la différence qu'apporte à l'évolution morbide, la pénétration dans l'organisme même, du microbe, ou simplement de ses toxines.

L'expérimentation démontre la variation des troubles symptomatiques dans l'un et l'autre cas ; il est bien évident que l'action continue, due à la présence même du bacille, agit de deux façons : par les toxines secrétées d'abord, par l'épuisement globulaire que vient en outre déterminer la défense phagocytique, d'où la possibilité de comprendre mieux la nature des cas dits foudroyants ou pernicieux, qui évoluent avec une rapidité et une force d'autant plus grandes que l'économie se trouve subitement attaquée par les poisons versés dans le courant sanguin d'une part, puis par la pauvreté globulaire résultant d'une lutte incessante contre l'envahisseur ayant trouvé accidentellement une voie de pénétration plus facile.

Enfin, si nous nous reportons aux faits tels que la pratique les montre inéluctables, si contraire que cela puisse paraître à la théorie expérimentale, nous voyons que les forces contingentes l'emportent sur le principe nocif spécifique ; le germe infectieux est partout aussi bien en nous que dans les milieux ambiants.

Le bacille typhoïde est difficile à surprendre, même là où il semble devoir se retrouver plus facilement ; mais surviennent les actions occultes étrangères, il se révèle immédiatement.

Et encore voyons-nous, comme je l'ai manifestement démontré ailleurs, en ce qui concerne le coli-bacille, l'ensemencement pur de ce microbe, dans certains réservoirs passer inaperçu et ne devenir nocible que sous la contingence d'autres éléments de voisinage.

L'incurie extrême de certaines classes pauvres, vivant impunément dans un milieu sordide, où le coli-bacille pullule sous toutes les formes. L'accoutumance des personnes de la campagne à l'eau si odieusement contaminée sont des faits qui ont leur importance.

Si nous tenons compte de toutes les particularités si curieuses que comportent la plupart des épidémies, de l'évolution morbide similaire si fréquente en la première période, du bacille d'Eberth et du coli-bacille, en un mot de tous les phénomènes qui ont conduit certains esprits à la pensée d'ancestralité, voyant les choses de plus haut, on peut se demander vu l'importance indéniable des actions contingentes, si celles-ci annihilées en leur nocivité première ne préserveraient pas l'organisme de l'évolution pathogène.

Dans les nombreuses expériences sur les animaux soit pour leur communiquer le germe typhoïde, soit pour rechercher la valeur d'une vaccination préventive, ou d'un traitement par un sérum spécial, le fait qui domine et qui semble avoir fait échouer la méthode chez l'homme, est la nécessité d'une inoculation rapide, que l'on ne peut guère obtenir chez lui, comme cela au contraire est facile dans la série expérimentale chez les animaux.

Les essais de Chantemesse et Widal ont complètement échoués dans les divers cas où on a injecté le sérum antityphique,

Et si nous nous reportons aux constatations cliniques et expérimentales, nous sommes surtout frappés du rôle puissant latéral du coli-bacille.

La fièvre coli bacillaire provoque une sorte d'empoisonnement qui se retrouvera dans la fièvre typhoïde, se combinant avec la toxine typhique. Mais, contrairement à ce qui se passe dans cette dernière, la virulence du coli-bacille ne saurait altérer l'intestin, bien que comme le dit Sanarelli avec beaucoup d'apparence de réalité, l'effroyable multiplication du coli-bacille, à l'exclusion de tous autres, fasse entrevoir une relation importante entre le saprophytisme intestinal et la fièrre typhoïde.

Je crois avoir nettement établi que la fièvre dite embarras gastrique fébrile est bien absolument différente de la fièvre éberthienne; que leur origine est presque toujours sinon constamment identique et que, suivant toutes probabilités, ce sont les bacilles de la putréfaction principalement qui sont le point de départ de la pathogénité accidentelle du coli-bacille, comme ils sont les précurseurs, les faiseurs de milieu approprié pour le développement du bacille typhique.

Ceci posé, il n'en reste pas moins bien acquis que dans toute fièvre typhoïde il y a complication fatale d'empoisonnement coli-bacillaire, vu l'énorme prolifération et la virulence reconnue du bacille d'Escherich, laquelle constitue le seul danger réel des selles typhiques où le bacille d'Eberth ne se trouve presque jamais.

Ce qui nous explique encore le plus ou moins d'action néfaste du coli-bacille extérieur, recueilli par les eaux, et son innocuité absolue, possible, comme je l'ai fait remarquer lors de l'explosion d'une fièvre typhoïde limitée nettement, bien que tous les hommes de la caserne bussent la même eau.

La conclusion où je veux résumer en quelques mots toute cette étude est que si le coli-bacille est absolument différent du bacille typhoïde, contrairement aux idées de l'École de Lyon, il produit néanmoins des effets nocibles si intimement liés à l'infection Eberthienne qu'en ce cas il est impossible de les séparer dans la résultante clinique.

Que par conséquent il y a lieu d'en tenir le plus grand compte, ce qui nous conduit à des vues thérapeutiques nouvelles.

Je ne saurais mieux comparer le rôle associé des bacilles d'Eberth et d'Escherich qu'à celui du streptocope, dans un grand nombre d'affections différentes, chaque toxine compliquant le rôle de l'autre.

Or, la fièvre typhoïde n'est qu'une infection du système lymphatique, dans lequel le virus se localise et se multiplie, et prendra le sang pour véhicule de généralisation plus spécialement sur les glandes de Peyer.

Le coli-bacille, au contraire, est nettement localisé dans l'intestin et il profitera de l'altération des muqueuses pour infecter l'économie, voir même émigrer.

Dans le premier cas, Marmoreck a associé le sérum antistreptococcique au sérum de Roux et les effets obtenus ont été favorables dans tous les cas d'association du bacille de Lœffler au streptocoque.

C'est donc logiquement, qu'aujourd'hui, où le traitement direct de la fièvre typhoïde a échoué, que je viens proposer de tourner, pour ainsi dire, la situation, en employant le sérum anti-coli-bacillaire, obtenu par la méthode intensive dite de passage, pour combattre la fièvre typhoïde, en l'associant au sérum purement anti-typhoïdique.

Ce procédé thérapique a deux buts : voir si, comme dans la série expérimentale, il neutralisera la prolifération formidable du coli-bacille dans l'intestin des typhoïdes et si également, comme dans les expériences spéciales, il nuira au libre développement du bacille d'Eberth et s'il n'atténuera pas sa virulence.

L'expérimentation seule viendra répondre à ces diverses questions; c'est à ce point de vue que j'ai pensé utile de faire cette communication qui pourra faire naître d'autres idées analogues et être utilisées par tous.

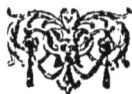

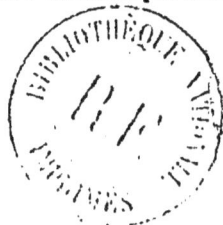

Limoges, imp. V⁰ H. Ducourtieux, rue des Arènes, 7

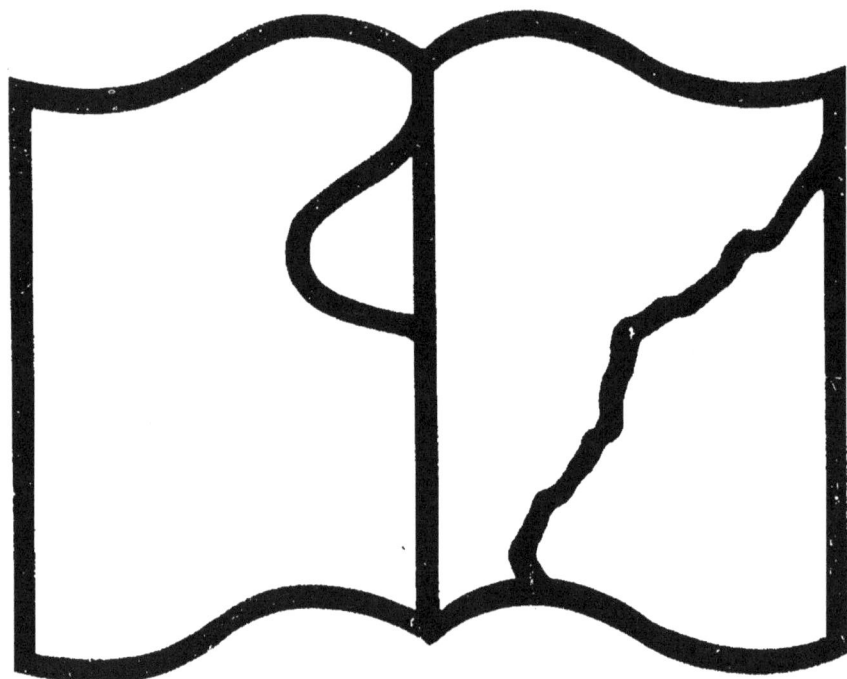

Texte détérioré — reliure défectueuse

NF Z 43-120-11

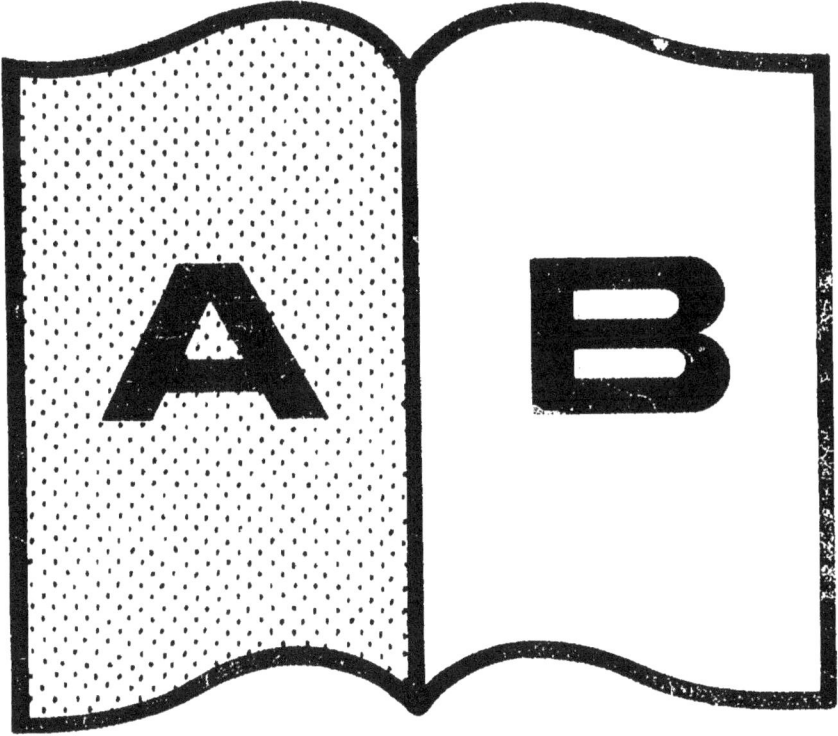

Contraste insuffisant

NF Z 43-120-14